Harshad Sharma
Anisha Deb
Abhinav Kumar

Comparação da eficácia analgésica do Tramadol e do Tapentadol

Harshad Sharma
Anisha Deb
Abhinav Kumar

Comparação da eficácia analgésica do Tramadol e do Tapentadol

na cirurgia do terceiro molar mandibular impactado: Um Estudo Clínico Prospetivo, Randomizado e Duplo-Cego

ScienciaScripts

Imprint

Cover image: www.ingimage.com

This book is a translation from the original published under ISBN 978-620-7-80570-9.

Publisher:
Sciencia Scripts
is a trademark of
Dodo Books Indian Ocean Ltd. and OmniScriptum S.R.L publishing group

120 High Road, East Finchley, London, N2 9ED, United Kingdom
Str. Armeneasca 28/1, office 1, Chisinau MD-2012, Republic of Moldova, Europe
Printed at: see last page
ISBN: 978-620-7-90485-3

ÍNDICE DE CONTEÚDOS

INTRODUÇÃO

A palavra "impactação" tem origem na palavra latina "impactus (encravado)". Um dente impactado é aquele que não consegue erupcionar completamente na sua oclusão/localização funcional normal na idade prevista para a sua erupção, porque está bloqueado por tecido mole ou osso sobrejacente ou outro

A remoção cirúrgica de terceiros molares impactados é frequentemente necessária para prevenir e aliviar os sintomas clínicos, pelo que os instrumentos de corte rotativos têm sido tradicionalmente e ainda são popularmente utilizados para remover terceiros molares impactados, estando associados a uma elevada taxa de dor e inchaço pós-operatório.

A remoção do terceiro molar inferior impactado é um dos procedimentos mais comuns realizados em cirurgia oral e maxilofacial, podendo resultar numa série de complicações pós-operatórias, tais como dor, edema, trismo e défice do nervo alveolar inferior/lingual. Vários factores podem influenciar o desconforto do doente, incluindo a complexidade e a duração da cirurgia, a técnica do cirurgião, complicações iatrogénicas, etc. A minimização destes factores aumenta a satisfação com o tratamento, melhora a qualidade de vida do paciente e reduz o receio de intervenções cirúrgicas[1] .Este estudo centra-se no controlo da dor pós-operatória após a desimpactação do terceiro molar. Existem dois analgésicos, nomeadamente o Tramadol e o Tapentadol, que são utilizados para este fim, para o controlo da dor na cirurgia do terceiro molar inferior.

A dor pode ser definida como uma experiência sensorial ou emocional desagradável ou uma modalidade sensorial que assinala a existência de estímulos destrutivos, desencadeando uma reação reflexa de proteção. A dor é a queixa mais comum dos seres humanos. A dor dentária, especificamente a extração dos terceiros molares, é considerada uma das condições dolorosas pós-cirúrgicas mais agudas. As extracções dos terceiros molares representam um grande volume de casos na prática cirúrgica oral contemporânea e exigem muito planeamento e perícia cirúrgica, tanto no diagnóstico pré-operatório como no tratamento pós-operatório. Foi demonstrado que a dor sentida após a cirurgia dos terceiros molares sob anestesia local é de curta duração e atinge a sua intensidade máxima no período pós-operatório precoce e, na maioria dos casos, os doentes necessitam de alguma forma de analgésico para lidar com ela[2]

.

Os analgésicos de ação periférica são eficazes no alívio da dor ligeira a moderadamente grave de etiologias muito variadas, como a aspirina, o acetaminofeno, o naproxeno, o ibuprofeno, o fenoprofeno e o diflusinal. De entre estes, a aspirina é o mais utilizado. Os mecanismos que podem modular o sinal de dor nos compartimentos periférico e central, bem como uma apreciação das alterações neurobiológicas que podem ocorrer em estados de dor crónica envolvendo inflamação e lesão nervosa. Em condições fisiológicas normais, os sinais nociceptivos são produzidos pela estimulação intensa dos terminais das fibras nervosas aferentes primárias A e C por substâncias químicas, calor e pressão (Besson e Chaouch, 1987; Treede et al., 1992; Bevan, 1999; Millan, 1999; Raja et al., 1999). Os neurónios sensoriais podem ser divididos em subgrupos com base na anatomia (tamanho da fibra, grau de 1 Abreviaturas: AINEs, anti-inflamatórios não esteróides; 5-HT, 5-hidroxitriptamina; IL, interleucina; NGF, fator de crescimento nervoso; COX, ciclo-oxigenase; Os sinais nociceptivos são transmitidos para as camadas superficiais da medula espinal dorsal, onde sofrem uma modulação substancial por mecanismos locais, bem como por projecções de estruturas supra-espinhais, que podem fornecer influências inibitórias e facilitadoras; A seguir, ocorre a transmissão para locais do tronco cerebral e do tálamo e, subsequentemente, para o córtex cerebral (Basbaum e Fields, 1984; Besson e Chaouch, 1987; Fields e Basbaum, 1994; Millan, 1999)[3] .

O termo "analgésicos de ação central" é utilizado para os compostos que inibem a reação à dor predominantemente no sistema nervoso central. Os opióides interagem com receptores específicos (ligandos dos receptores) e podem atuar como agonistas puros, como agonistas parciais (agonistas com uma atividade intrínseca reduzida) ou como antagonistas (ligação sem atividade intrínseca). Apenas alguns compostos da família dos opióides são ligandos selectivos de um único tipo de receptores opióides. Existe uma elevada densidade de receptores opióides no cérebro e na medula espinal, onde estão envolvidos na inibição da dor e, além disso, em muitos outros processos reguladores centrais. Para além da localização no SNC, os receptores opióides são expressos em muitos órgãos periféricos. De grande importância são os receptores opióides do sistema gastrointestinal, que regulam o esvaziamento do estômago, a motilidade intestinal e a secreção de fluidos intestinais. Os receptores opióides encontram-se nas células do sistema imunitário e os opióides periféricos parecem estar envolvidos na regulação dos processos inflamatórios e imunológicos. Os receptores opióides não estão apenas localizados nas sinapses excitatórias, mas são igualmente expressos nos neurónios inibitórios. Nestas sinapses, os opióides inibem a

transmissão do sinal inibitório e esta inibição da inibição induz a excitação e o aumento da libertação de neurotransmissores no neurónio inervado. Isto explica porque é que os opióides, para além das suas acções inibitórias proeminentes, têm também alguns efeitos estimulantes[4]
.

O Tramadol e o Tapentadol são medicamentos analgésicos de ação central que têm um modo de ação duplo. Podem atuar tanto como agonistas dos receptores opióides como inibidores da recaptação da epinefrina. O tramadol é uma opção de tratamento disponível para o alívio da dor aguda moderada a moderadamente grave em adultos.

Estudos clínicos sugeriram um baixo potencial de abuso e depressão respiratória. Pensa-se que parte do seu efeito analgésico se deve à inibição da recaptação da norepinefrina e da serotonina nas vias de dor do sistema nervoso central. A incidência de efeitos secundários gastrointestinais em doentes que recebem terapêutica com tramadol, bem como codeína e terapêutica combinada com codeína. Pode haver alguma vantagem terapêutica do tramadol se for utilizado em combinação com um anti-inflamatório não esteroide de ação periférica. Os efeitos adversos opiáceos de depressão respiratória, retenção urinária e obstipação são raramente notificados com a terapêutica com tramadol. Em contrapartida, a biodisponibilidade oral do tramadol foi registada como sendo de 68%. A atividade inibidora da recaptação da epinefrina do tapentadol pode também proporcionar um efeito "poupador de opiáceos", resultando numa melhoria global da tolerabilidade em comparação com os analgésicos m-opiáceos. Assim, os dois mecanismos de ação do tapentadol podem explicar a eficácia analgésica observada, que é comparável à do agonista dos receptores m-opióides oxicodona, mas com uma redução dos efeitos secundários habitualmente associados aos analgésicos m-opióides puros, tais como náuseas, vómitos, obstipação e prurido.

Com o tempo, os doentes podem aprender a tolerar muitos dos efeitos adversos associados aos opióides. Um agente com um potencial reduzido de obstipação induzida por opiáceos pode ser especialmente adequado para doentes com dor aguda moderada a grave, que podem necessitar de terapêutica opiácea a longo prazo. No entanto, este é raramente o caso da obstipação, o que a torna uma causa frequente de angústia e intolerância à terapêutica com agonistas dos receptores m-opióides puros. Um agente com um potencial reduzido de obstipação induzida por opiáceos pode ser especialmente adequado para doentes com dor aguda moderada a grave, que podem necessitar de uma terapêutica com opiáceos a longo prazo[5] .

O controlo da dor é um aspeto crítico do tratamento médico, particularmente para os doentes com dor crónica. Entre as várias opções disponíveis para o tratamento da dor, os analgésicos de ação central desempenham um papel fundamental. O tramadol e o tapentadol são dois desses medicamentos que ganharam proeminência devido aos seus mecanismos de ação únicos e à sua eficácia no tratamento de diferentes tipos de dor. Esta discussão exaustiva irá aprofundar as propriedades farmacológicas, os mecanismos de ação, as utilizações clínicas, os efeitos secundários e a análise comparativa do tramadol e do tapentadol, proporcionando uma compreensão pormenorizada destes dois importantes analgésicos.

Propriedades farmacológicas

Tramadol

O tramadol é um analgésico opióide sintético que foi desenvolvido pela primeira vez no final da década de 1970. É utilizado principalmente para dores moderadas a moderadamente graves. Estruturalmente, o tramadol é uma mistura racémica, constituída por dois enantiómeros, cada um contribuindo para o seu efeito analgésico.

Mecanismo de ação:

O mecanismo de ação do Tramadol é multifacetado:

1. agonista dos receptores opióides: O tramadol actua nos receptores mu-opióides (MOR) no sistema nervoso central (SNC). Contudo, a sua afinidade para estes receptores é relativamente fraca em comparação com outros opióides como a morfina.

2) Inibição da recaptação da serotonina e da norepinefrina: O tramadol inibe a recaptação da serotonina e da norepinefrina, aumentando os seus níveis na fenda sináptica. Esta ação contribui significativamente para os seus efeitos analgésicos.

3. Metabolito ativo (O-desmetiltramadol): O tramadol é metabolizado no fígado para produzir um metabolito ativo, o O-desmetiltramadol, que tem uma maior afinidade para os receptores mu-opióides e contribui para as suas propriedades analgésicas.

Tapentadol

O tapentadol é um analgésico de ação central mais recente, introduzido no início da década de 2000. É também utilizado para dores moderadas a graves e é frequentemente comparado ao tramadol devido ao seu duplo mecanismo de ação.

Mecanismo de ação:

1. agonista dos receptores opióides: O tapentadol actua nos receptores mu-opióides, à semelhança do tramadol, mas com uma afinidade mais elevada, o que pode resultar em efeitos opióides mais potentes.

2) Inibição da recaptação da norepinefrina: O tapentadol inibe a recaptação da norepinefrina, mas, ao contrário do tramadol, tem efeitos mínimos na recaptação da serotonina. Pensa-se que esta seletividade reduz o risco de certos efeitos secundários associados à inibição da recaptação da serotonina, como a síndrome da serotonina.

Utilizações clínicas

Tramadol

Tramadol é prescrito para uma variedade de condições de dor, incluindo:

1. dor crónica: o Tramadol é eficaz no tratamento de condições de dor crónica como a osteoartrite, a fibromialgia e a lombalgia crónica.

2. dor aguda: Também é utilizado para o alívio da dor a curto prazo, como a dor pós-operatória, a dor dentária e a dor relacionada com lesões.

3. dor neuropática: Devido ao seu duplo mecanismo de ação, o tramadol é benéfico no tratamento da dor neuropática, que é frequentemente resistente aos analgésicos convencionais.

Tapentadol

Tapentadol é igualmente utilizado para:

1. dor crónica: doenças como a neuropatia diabética, a dor músculo-esquelética crónica e a dor oncológica são normalmente tratadas com tapentadol.

2. dor aguda: é eficaz no tratamento da dor pós-operatória, dor de traumas e dor de lesões graves.

3. dor neuropática: O tapentadol é particularmente conhecido pela sua eficácia na dor neuropática devido à sua inibição da recaptação da norepinefrina.

Efeitos secundários

Tramadol

Como todos os medicamentos, o tramadol tem uma série de potenciais efeitos secundários, que podem variar em termos de gravidade e frequência. Os efeitos secundários mais comuns incluem:

1. náuseas e vómitos: Os distúrbios gastrointestinais estão entre os efeitos secundários mais comuns do tramadol.

2. Tonturas e vertigens: Estes sintomas podem ser particularmente pronunciados aquando do início do tratamento ou do ajuste da dose.

3. obstipação: A obstipação induzida por opiáceos é um problema bem conhecido do tramadol e de outros opiáceos.

4. dores de cabeça: Alguns doentes referem dores de cabeça durante o tratamento com tramadol.

5. Efeitos no Sistema Nervoso Central: O tramadol pode causar sedação, confusão e, em casos raros, convulsões, especialmente em doses elevadas ou em doentes com predisposição para convulsões.

6. Dependência e abstinência: O uso prolongado de tramadol pode levar à dependência física e a interrupção abrupta pode resultar em sintomas de abstinência.

Tapentadol

O perfil de efeitos secundários do tapentadol é algo semelhante ao do tramadol, mas com algumas diferenças devido às suas propriedades farmacológicas únicas:

1. Náuseas e vómitos: São comuns, especialmente no início do tratamento.

2. tonturas e vertigens: estes efeitos também são comuns e podem afetar as actividades diárias.

3. obstipação: Embora o tapentadol possa causar obstipação, esta é frequentemente menos grave do que a causada pelos opiáceos tradicionais.

4. Efeitos no sistema nervoso central: Podem ocorrer sedação e confusão, mas o tapentadol é menos suscetível de provocar convulsões do que o tramadol.

5. Dependência e abstinência: Tal como o tramadol, o tapentadol pode provocar dependência física e sintomas de abstinência com uma utilização prolongada.

Análise comparativa

Eficácia

Tanto o tramadol como o tapentadol são analgésicos eficazes, mas a sua eficácia pode variar consoante o tipo de dor e as características do doente. Considera-se geralmente que o tapentadol tem um efeito opióide mais forte devido à sua maior afinidade pelos receptores mu-opióides. Este facto pode tornar o tapentadol mais eficaz para certos tipos de dores graves do que o tramadol.

Perfil de efeitos secundários

O tapentadol é frequentemente preferido ao tramadol para os doentes com maior risco de efeitos secundários relacionados com a serotonina, como a síndrome da serotonina. Além disso, a menor propensão do tapentadol para causar obstipação pode ser uma vantagem significativa para o controlo da dor a longo prazo.

Dependência e potencial de abuso

Ambos os medicamentos têm um potencial de dependência e abuso, mas o potencial de abuso do tapentadol pode ser menor devido à sua diferente afinidade pelos receptores e mecanismo de ação. No entanto, esta é ainda uma área de investigação e debate activos.

Custo e acessibilidade

O tramadol, sendo um medicamento mais antigo, está geralmente mais disponível e é menos dispendioso do que o tapentadol. Este pode ser um fator crucial nas decisões de tratamento, especialmente em contextos de recursos limitados.

Mecanismos de ação em pormenor

Tramadol

O efeito analgésico do Tramadol resulta da sua complexa interação com múltiplos sistemas de neurotransmissores. O seu mecanismo de dupla ação proporciona vias opióides e não opióides para controlar a dor.

1. agonismo dos receptores opióides: O tramadol liga-se aos receptores mu-opióides no cérebro e na medula espinal. Esta ligação inibe a atividade da adenilato ciclase, levando à diminuição dos níveis intracelulares de AMPc, o que, por sua vez, reduz a libertação de neurotransmissores como a substância P, o glutamato e outros envolvidos na transmissão da dor.

2) Inibição da recaptação de serotonina e norepinefrina: Ao inibir a recaptação de serotonina e norepinefrina, o tramadol aumenta os seus níveis na fenda sináptica. Esta modulação das vias descendentes da dor aumenta a inibição dos sinais de dor na medula espinal.

3. Atividade do metabolito: O metabolito ativo, O-desmetiltramadol, tem uma afinidade significativamente maior para os receptores mu-opióides em comparação com o fármaco original, o que o torna um componente crucial do efeito analgésico do tramadol.

Tapentadol

O mecanismo de ação do tapentadol combina um forte agonismo dos receptores mu-opióides com uma inibição selectiva da recaptação da norepinefrina, proporcionando um alívio eficaz da dor com um perfil de efeitos secundários potencialmente reduzido.

1. agonismo dos receptores opióides: O tapentadol liga-se com elevada afinidade aos receptores mu-opióides, à semelhança de outros opióides, provocando analgesia através da inibição das vias ascendentes da dor.

2) Inibição da recaptação de norepinefrina: Ao inibir seletivamente a recaptação da norepinefrina, o tapentadol aumenta os níveis de norepinefrina na fenda sináptica, o que melhora as vias inibitórias descendentes na medula espinal, contribuindo para os seus efeitos analgésicos.

Farmacocinética clínica

Tramadol

1. Absorção: O tramadol é bem absorvido por via oral, com uma biodisponibilidade de cerca de 75%. As concentrações plasmáticas máximas são normalmente atingidas nas 2 horas seguintes à ingestão.

2. Distribuição: O tramadol é amplamente distribuído no organismo, com um volume de distribuição de aproximadamente 2,7 L/kg.

3. Metabolismo: O tramadol é metabolizado no fígado principalmente pela enzima CYP2D6 do citocromo P450, formando O-desmetiltramadol, e pelas enzimas CYP3A4 e CYP2B6, formando outros metabolitos.

4. Excreção: Aproximadamente 30% de uma dose oral é excretada inalterada na urina, sendo a restante excretada sob a forma de metabolitos.

Tapentadol

1. Absorção: O tapentadol é rapidamente absorvido, com uma biodisponibilidade oral de aproximadamente 32%, e as concentrações plasmáticas máximas são atingidas em 1,25 horas.

2. Distribuição: O tapentadol tem um volume de distribuição de cerca de 7,5 L/kg, o que indica uma distribuição alargada nos tecidos corporais.

3. Metabolismo: O tapentadol sofre um metabolismo hepático extenso, principalmente através da conjugação com ácido glucurónico. Não depende fortemente do sistema do citocromo P450, reduzindo o risco de interacções medicamentosas.

4. excreção: A maior parte do tapentadol é excretada na urina, principalmente sob a forma de conjugados.

Implicações clínicas e utilizações

Tratamento da dor crónica

Tanto o tramadol como o tapentadol são valiosos no tratamento da dor crónica. A sua capacidade de modular as vias da dor a nível central torna-os adequados para doenças como a osteoartrite, a lombalgia crónica e a dor neuropática.

Tramadol na dor crónica:

- Osteoartrite: O Tramadol pode ser particularmente útil para os doentes que necessitam de controlo da dor a longo prazo sem o elevado potencial de abuso associado aos opiáceos mais fortes.
- Fibromialgia: A dupla ação sobre a serotonina e a norepinefrina torna o tramadol eficaz no tratamento da dor generalizada e dos sintomas associados à fibromialgia.
- Dor neuropática: O Tramadol é frequentemente utilizado em condições como a neuropatia diabética, a nevralgia pós-herpética e outros estados de dor neuropática.

Tapentadol na dor crónica:

- Neuropatia diabética: O tapentadol demonstrou ser eficaz no controlo da dor associada à neuropatia periférica diabética.
- Dor oncológica: Devido ao seu forte agonismo dos receptores opióides, o tapentadol é adequado para o tratamento da dor intensa em doentes com cancro.
- Dor musculoesquelética crónica: A eficácia analgésica do tapentadol em condições musculoesqueléticas crónicas torna-o uma opção valiosa para os doentes com síndromes de dor crónica.

Tratamento da dor aguda

Para a dor aguda, tanto o tramadol como o tapentadol oferecem um alívio eficaz da dor com um perfil de efeitos secundários potencialmente mais baixo em comparação com os opióides tradicionais.

Tramadol na dor aguda:

- Dor pós-operatória: O tramadol é habitualmente utilizado no tratamento da dor pós-operatória devido à sua eficácia e ao menor risco de depressão respiratória.

- Dor relacionada com lesões: Tramadol é eficaz no tratamento da dor resultante de lesões, como fracturas e entorses.

Tapentadol na dor aguda:

- Dor pós-operatória: O tapentadol é também utilizado para a dor pós-operatória, particularmente quando é necessário um efeito analgésico mais forte.
- Dor provocada por traumatismos: as potentes propriedades analgésicas do Tapentadol tornam-no adequado para o tratamento da dor grave provocada por traumatismos.

Dor neuropática

A dor neuropática, que resulta de lesões nervosas, é notoriamente difícil de tratar. Tanto o tramadol como o tapentadol demonstraram eficácia no tratamento deste tipo de dor devido aos seus mecanismos únicos.

Tramadol na dor neuropática:

- Mecanismos: O efeito do Tramadol na recaptação da serotonina e da norepinefrina ajuda a modular as vias da dor envolvidas na dor neuropática.
- Evidência clínica: Estudos demonstraram a eficácia do tramadol em condições como a neuropatia diabética e a nevralgia pós-herpética.

Tapentadol na dor neuropática:

- Mecanismos: A inibição da recaptação da norepinefrina pelo Tapentadol é particularmente benéfica na dor neuropática, proporcionando um alívio eficaz da dor com potencialmente menos efeitos secundários.
- Evidência clínica: O tapentadol demonstrou ser eficaz no controlo da neuropatia diabética e de outras condições de dor neuropática.

Segurança e tolerabilidade

Tramadol

O Tramadol é geralmente bem tolerado, mas é necessário ter em conta algumas questões de segurança:

- Risco de convulsões: O tramadol pode baixar o limiar de convulsões, particularmente em doses mais elevadas ou em doentes com antecedentes de convulsões.

- Síndrome da serotonina: Devido ao seu efeito na recaptação da serotonina, o tramadol pode contribuir para a síndrome da serotonina, especialmente quando combinado com outros medicamentos serotoninérgicos.
- Interacções medicamentosas: O metabolismo do tramadol através do CYP2D6 e CYP3A4 pode levar a interacções medicamentosas significativas, afectando a sua eficácia e segurança.

Tapentadol

O tapentadol também é bem tolerado, com algumas considerações de segurança distintas:

- Risco reduzido de convulsões: O tapentadol tem um risco menor de induzir convulsões em comparação com o tramadol.
- Efeitos serotoninérgicos mínimos: A ausência de inibição significativa da recaptação da serotonina reduz o risco de síndrome da serotonina.
- Interacções medicamentosas: O metabolismo do tapentadol é menos dependente do sistema do citocromo P450, reduzindo o potencial de interacções medicamentosas.

Potencial de abuso e estatuto regulamentar

Tramadol

O tramadol está classificado como uma substância controlada da lista IV nos Estados Unidos, o que indica um menor potencial de abuso em comparação com os medicamentos da lista II ou III. No entanto, o seu potencial de abuso não deve ser subestimado, particularmente com o uso prolongado.

Tapentadol

O tapentadol está classificado como uma substância controlada da Lista II, o que reflecte o seu elevado potencial de abuso e dependência. Esta classificação exige regulamentos de prescrição e dispensa mais rigorosos para evitar o uso indevido e o abuso.

Perspectivas futuras e direcções de investigação

Tramadol

A investigação em curso visa elucidar melhor as propriedades farmacocinéticas e farmacodinâmicas do tramadol, melhorar o seu perfil de segurança e desenvolver formulações que minimizem o potencial de abuso.

1. Formulações de libertação prolongada: Os esforços para desenvolver formulações de libertação prolongada visam proporcionar um alívio consistente da dor, reduzindo simultaneamente o risco de abuso.
2. terapias combinadas: A combinação do tramadol com analgésicos não opiáceos ou outras terapias adjuvantes pode aumentar o alívio da dor e reduzir os efeitos secundários relacionados com os opiáceos.

Tapentadol

A investigação sobre o tapentadol está centrada na otimização da sua utilização no tratamento da dor e na exploração de novas indicações.

1. Novas indicações: Os estudos estão a investigar a eficácia do tapentadol em condições para além da dor, como o seu potencial papel no tratamento de certas perturbações psiquiátricas.
2. Formulações melhoradas: Está em curso o desenvolvimento de novas formulações, incluindo formulações que impedem o abuso, para aumentar a segurança e a adesão dos doentes.

Conclusão

O tramadol e o tapentadol representam avanços importantes no domínio do tratamento da dor. Os seus mecanismos de ação únicos, que combinam o agonismo dos receptores opióides com a modulação dos neurotransmissores das monoaminas, proporcionam um alívio eficaz da dor com um risco potencialmente menor de efeitos secundários em comparação com os opióides tradicionais. Embora ambos os medicamentos tenham as suas vantagens e limitações distintas, a investigação em curso e a experiência clínica continuam a aperfeiçoar a sua utilização, garantindo que os doentes recebem o tratamento da dor mais eficaz e seguro possível.

Em resumo, o tramadol e o tapentadol são ferramentas valiosas no arsenal contra a dor, oferecendo esperança e alívio a inúmeros doentes que sofrem de condições de dor crónica e aguda. À medida que a investigação avança, estes medicamentos desempenharão provavelmente um papel cada vez mais importante no futuro do tratamento da dor, equilibrando eficácia, segurança e acessibilidade para todos os doentes que deles necessitem.

Vantagens e desvantagens do Tramadol e do Tapentadol

Tramadol: Vantagens e Desvantagens

Propriedades farmacológicas

O tramadol é um opióide sintético que actua no sistema nervoso central (SNC) para aliviar a dor. É uma mistura racémica, constituída por dois enantiómeros que contribuem para os seus efeitos analgésicos através de mecanismos diferentes.

Mecanismo de ação:

- **Agonista dos receptores opióides:** O tramadol liga-se aos receptores mu-opióides no SNC, embora com uma afinidade relativamente baixa em comparação com os opióides mais fortes.
- **Inibição da recaptação da serotonina e da norepinefrina:** Inibe a recaptação da serotonina e da norepinefrina, aumentando os seus níveis na fenda sináptica, o que contribui para os seus efeitos analgésicos.
- **Metabolito ativo:** O tramadol é metabolizado em O-desmetiltramadol, que tem uma maior afinidade para o recetor mu-opióide, aumentando as suas propriedades analgésicas.

Vantagens do Tramadol

1. **eficaz para vários tipos de dor:**

   ◦ **Dor crónica:** O tramadol é eficaz no tratamento de condições de dor crónica como a osteoartrite, a fibromialgia e a dor crónica nas costas.
   ◦ **Dor aguda:** Proporciona alívio para situações de dor aguda, incluindo dor pós-operatória, dor dentária e dor relacionada com lesões.
   ◦ **Dor neuropática:** O seu duplo mecanismo de ação torna-o benéfico para o tratamento da dor neuropática, que é frequentemente resistente a outros analgésicos.

2. **menor risco de depressão respiratória:** Em comparação com os opiáceos tradicionais, o tramadol tem um menor risco de causar depressão respiratória, o que o torna mais seguro, especialmente em doentes idosos ou com problemas respiratórios.

3. **Mecanismo multimodal:** A combinação do agonismo dos receptores opióides com a inibição da recaptação das monoaminas permite que o tramadol proporcione um alívio eficaz da dor, minimizando potencialmente os efeitos secundários associados a doses mais elevadas de opióides.

4. **Potencial de abuso reduzido:** O tramadol está classificado como uma substância controlada da lista IV nos Estados Unidos, o que indica um menor potencial de abuso e dependência em comparação com os medicamentos da lista II. Este facto torna-o uma opção mais adequada para o tratamento da dor a longo prazo em determinados doentes.

5. **disponibilidade e custo:** Sendo um medicamento mais antigo, o tramadol está amplamente disponível e é geralmente menos dispendioso do que os analgésicos mais recentes, como o tapentadol, o que o torna acessível a uma população mais vasta de doentes.

Desvantagens do Tramadol

1. **efeitos secundários:**

◦ **Perturbações gastrointestinais:** Os efeitos secundários comuns incluem náuseas, vómitos e obstipação, que podem afetar a adesão do doente.

◦ **Efeitos no SNC:** O tramadol pode causar tonturas, sedação, confusão e, em casos raros, convulsões. O risco de convulsões é particularmente preocupante para os doentes com antecedentes de epilepsia ou para os que tomam outros medicamentos que reduzem o limiar de convulsão.

2) **Síndroma da serotonina:** Devido ao seu efeito na recaptação da serotonina, o tramadol pode contribuir para a síndrome da serotonina, especialmente quando combinado com outros medicamentos serotoninérgicos. Esta condição pode ser fatal e requer uma monitorização cuidadosa.

3. **Interacções medicamentosas:** O metabolismo do tramadol envolve as enzimas do citocromo P450 CYP2D6 e CYP3A4, levando a potenciais interacções com outros medicamentos que são substratos, inibidores ou indutores destas enzimas. Isto pode complicar a sua utilização em doentes que tomam vários medicamentos.

4. **Dependência e abstinência:** O uso prolongado de tramadol pode levar à dependência física, e a interrupção abrupta pode resultar em sintomas de abstinência. Embora o seu potencial de abuso seja inferior ao dos opiáceos mais fortes, não deixa de existir e deve ser gerido de forma adequada.

5. **Metabolismo variável:** Os polimorfismos genéticos no CYP2D6 podem levar a um metabolismo variável do tramadol entre os indivíduos, afectando a sua eficácia e segurança. Os metabolizadores fracos podem não sentir um alívio adequado da dor, enquanto os metabolizadores ultra-rápidos podem estar em maior risco de efeitos adversos.

Tapentadol: Vantagens e Desvantagens

Propriedades farmacológicas

O tapentadol é um novo analgésico de ação central com um mecanismo de ação duplo que combina o agonismo dos receptores opióides com a inibição da recaptação da norepinefrina.

Mecanismo de ação:

- **Agonista dos receptores opióides:** O tapentadol liga-se com elevada afinidade aos receptores mu-opióides, proporcionando uma analgesia potente.
- **Inibição da recaptação da norepinefrina:** Inibe a recaptação da norepinefrina, aumentando os seus níveis na fenda sináptica, o que melhora as vias descendentes de inibição da dor.

Vantagens do Tapentadol

1. **eficaz para dores moderadas a graves:**

   - **Dor crónica:** O tapentadol é eficaz no tratamento de condições de dor crónica, como a neuropatia diabética, a dor musculoesquelética crónica e a dor oncológica.
   - **Dor aguda:** Proporciona um alívio eficaz para situações de dor aguda, incluindo dor pós-operatória e dor relacionada com traumas.
   - **Dor neuropática:** A inibição da recaptação da norepinefrina pelo Tapentadol torna-o particularmente eficaz na dor neuropática, oferecendo uma vantagem sobre alguns outros opióides.

2. **menor risco de efeitos secundários gastrointestinais:** Em comparação com os opiáceos tradicionais, o tapentadol tem uma menor incidência de efeitos secundários gastrointestinais, como a obstipação, o que pode melhorar a adesão do doente e a sua qualidade de vida durante a utilização a longo prazo.

3. **redução dos riscos relacionados com a serotonina:** O efeito mínimo do tapentadol na recaptação da serotonina reduz o risco de síndrome da serotonina, tornando-o uma opção mais segura para os doentes que tomam medicamentos serotoninérgicos.

4. **Menor risco de convulsões:** O tapentadol tem uma menor propensão para induzir convulsões em comparação com o tramadol, o que o torna uma opção mais segura para os doentes com antecedentes de convulsões ou para os que tomam outros medicamentos que reduzem o limiar convulsivo.

5. **Menos interacções medicamentosas: O** metabolismo do tapentadol não depende fortemente do sistema enzimático do citocromo P450, reduzindo o potencial de interacções medicamentosas e facilitando a sua utilização em doentes com regimes de medicação complexos.

Desvantagens do Tapentadol

1. **efeitos secundários:**

◦ **Distúrbios gastrointestinais:** Os efeitos secundários comuns incluem náuseas e vómitos, embora a obstipação seja menos grave em comparação com os opióides tradicionais.

◦ **Efeitos no SNC:** O tapentadol pode causar tonturas, sedação e confusão, o que pode afetar o funcionamento diário e a segurança, especialmente em doentes idosos.

2. **Maior potencial de abuso:** O tapentadol está classificado como uma substância controlada da Lista II nos Estados Unidos, o que reflecte o seu maior potencial de abuso e dependência em comparação com os medicamentos da Lista IV, como o tramadol. Este facto exige normas de prescrição e dispensa mais rigorosas.

3. **Dependência e abstinência:** O uso prolongado de tapentadol pode levar à dependência física, e a interrupção abrupta pode resultar em sintomas de abstinência. É necessário um controlo cuidadoso e estratégias de redução gradual para mitigar estes riscos.

4. **custo e acessibilidade:** O tapentadol é geralmente mais caro do que o tramadol e pode não estar tão amplamente disponível, o que pode limitar a sua acessibilidade para alguns doentes. A cobertura dos seguros e as restrições do sistema de saúde também podem afetar a sua utilização.

5. **Dados limitados a longo prazo:** Sendo um medicamento mais recente, o tapentadol tem menos dados de segurança e eficácia a longo prazo do que o tramadol. É necessária investigação contínua para compreender plenamente os seus efeitos a longo prazo e os riscos potenciais.

Implicações clínicas

Escolher entre Tramadol e Tapentadol

A escolha entre o tramadol e o tapentadol depende de vários factores, incluindo o tipo e a gravidade da dor, as características do doente, as comorbilidades e as potenciais interacções medicamentosas.

1. **Tipo e gravidade da dor:**

◦ Para as dores ligeiras a moderadas, o tramadol pode ser suficiente e preferido devido ao seu custo mais baixo e maior disponibilidade.

◦ Para a dor moderada a grave, especialmente quando se trata de dor neuropática, o tapentadol pode ser mais eficaz devido ao seu efeito opióide mais forte e à inibição da recaptação da norepinefrina.

2. **Características dos doentes:**

◦ Em doentes com história de convulsões ou que tomam múltiplos medicamentos serotoninérgicos, o tapentadol pode ser mais seguro devido ao seu menor risco de convulsões e síndrome da serotonina.

◦ Em doentes idosos ou com problemas gastrointestinais, o tapentadol pode ser preferido devido à sua menor incidência de obstipação grave.

3. **comorbilidades e interacções medicamentosas:**

◦ Os doentes com regimes de medicação complexos podem beneficiar do menor potencial de interacções medicamentosas do tapentadol devido à sua dependência mínima do sistema do citocromo P450.

◦ Os doentes com polimorfismos genéticos que afectam o metabolismo do CYP2D6 podem ter efeitos variáveis com o tramadol e podem necessitar de analgésicos alternativos como o tapentadol.

4. **custo e acessibilidade:**

◦ Em ambientes com recursos limitados ou para pacientes com restrições financeiras, o custo mais baixo e a maior disponibilidade do tramadol podem torná-lo uma escolha mais prática.

- Para os doentes com cobertura de seguro ou em sistemas de saúde onde o tapentadol é facilmente acessível, a escolha pode ser mais flexível com base em considerações clínicas.

Populações especiais

1. **doentes idosos:**

- Tanto o tramadol como o tapentadol devem ser utilizados com precaução em doentes idosos devido ao aumento do risco de efeitos secundários do SNC e ao potencial de quedas.
- O tapentadol pode ser preferido devido ao seu menor risco de obstipação grave e potencialmente melhor tolerabilidade.

2. **doentes com insuficiência renal ou hepática:**

- Ambos os medicamentos requerem ajustes de dose em doentes com insuficiência renal ou hepática significativa para evitar a acumulação

Escolhi este estudo porque na literatura anterior não havia nenhuma comparação entre o Tramadol e o Tapentadol em relação à dor pós-operatória após a extração de 3rd molares.

FINALIDADE E OBJECTIVO

AIM

Comparação da eficácia analgésica do Tramadol e do Tapentadol em cirurgias de terceiros molares inferiores impactados.

OBJECTIVO

1) Avaliar a intensidade da dor com a ajuda da escala visual analógica (EVA), administrando o tramadol e o tapentadol na cirurgia do terço mandibular.

.

2) Para avaliar o trismo

3) Para avaliar o inchaço,

HIPÓTESE NULA

Não há diferença significativa entre a intensidade da dor do paciente na cirurgia do terceiro molar inferior com a escala visual analógica.

HIPÓTESE ALTERNATIVA

Existe uma diferença significativa na intensidade da dor do paciente na cirurgia do terceiro molar inferior com a escala visual analógica.

REVISÃO DA LITERATURA

R A Seymour et al6 (1983) Utilização de analgésicos na dor pós-operatória Eficácia analgésica O objetivo do presente estudo foi investigar a experiência de dor após cirurgia oral e periodontal. As variáveis estudadas que podem afetar a experiência de dor foram a duração da cirurgia, o sexo do doente e o tipo de procedimento operatório. Os meios fiáveis e sensíveis de registar a intensidade da dor são essenciais para qualquer estudo categórico sobre a dor (Wallenste in et al., 1980). No presente estudo, foram utilizadas escalas visuais analógicas para registar a dor. Esta escala tem sido amplamente utilizada na medição de respostas subjectivas (Clarke & Spear, 1964; Aitken, 1969). Vários relatórios mostraram que a escala visual analógica tem maior sensibilidade e é um meio mais fiável de registar a dor do que uma escala descritiva da dor ou uma escala de classificação numérica. A incidência de dor após cirurgia periodontal está mal estabelecida. As tentativas de avaliar a sua frequência e severidade foram descobertas incidentais em ensaios para investigar a eficácia dos analgésicos (Brenman & Cohen, 1961; Brenman, 1963; Berdon et al., 1964; Cantor, 1966). Strahan & Glenwright (1967) investigaram a experiência de dor após cirurgia periodontal em 200 pacientes adultos.

R A Seymour et al7 (1985) Uma investigação sobre a dor pós-operatória após cirurgia de terceiros molares sob analgesia local O modelo de dor é frequentemente utilizado para testar a eficácia de uma dose única de analgésico (Seymour & Rawlins, 1981; 1982; Seymour et al. 1984). As evidências do presente estudo confirmam esta conclusão, uma vez que 97% dos doentes sentiram a dor mais intensa no dia da cirurgia (Dia 0). Na manhã do Dia 1, as pontuações de dor dos doentes eram significativamente menores (PcO.02) quando comparadas com as pontuações de dor anteriores. Depois disso, as pontuações de dor dos doentes mostraram um declínio constante durante o restante período de investigação. A diminuição da dor também foi acompanhada pela diminuição do número de doentes que tomaram analgésicos e do número de comprimidos tomados em cada dia. A única exceção foi o facto de os doentes não terem sido aconselhados sobre um analgésico específico a tomar em caso de dor. Os estudos de Szmyd et al. e MacGregor e Hart utilizaram uma escala de 2 pontos (dor ausente/presente) para registar a dor. Foi referido que este método carece de sensibilidade (Huskisson, 1974), o que limitaria as conclusões destes estudos. Van Go01 et al. e Ten Bosch & Van Go01 equipararam a experiência de dor ao número de analgésicos (glafenina) tomados durante um período pós-operatório de 7 dias.

Allen l. sisk et al[8] (1986) As complicações ocorrem invariavelmente após a remoção cirúrgica de terceiros molares impactados. Embora a atenção aos princípios básicos da cirurgia, incluindo a preparação adequada do paciente, a assepsia, a hemostase, o uso de força controlada, o tratamento minucioso das complicações após a remoção de molares impactados e o manejo meticuloso dos tecidos ósseos e moles, reduza o número e a gravidade das complicações, algumas complicações inevitáveis ainda ocorrerão. O cirurgião deve informar o paciente, antes da cirurgia, sobre a probabilidade estatística de complicações, para que o paciente possa tomar uma decisão informada quanto à realização da cirurgia. A incidência relatada de osteíte alveolar pós-operatória após a remoção de terceiros molares varia de 0,15~ a 68,4%19 , embora a maioria dos autores relate uma incidência de 5 a 10%.7,21-23 A grande variabilidade na incidência relatada de osteíte alveolar pode ser devida a diferenças nos critérios de diagnóstico; no tratamento intra e pós-operatório dos locais de extração; nas populações de pacientes em relação à idade, estado médico ou posições dos dentes; ou em técnicas cirúrgicas ou habilidade cirúrgica. As incidências relatadas de osteíte alveolar tendem a ser menores em estudos com um único cirurgião e em consultórios particulares do que em estudos com vários cirurgiões e em instituições.

C. Feinmann et al[9] (1987) Factores psicológicos que influenciam a dor pós-operatória e o consumo de analgésicos Segundo Eysenck e Eysenck (1975), estes parâmetros psicológicos reflectem características biologicamente determinadas. A ansiedade medida no pós-operatório, não inesperadamente, parece estar associada à experiência de dor e indica uma necessidade de analgesia potente. A observação de que a ansiedade traço elevada, o neuroticismo e a morbilidade psiquiátrica são todos preditivos de dor persistente no pós-operatório, sugere que é a personalidade que predispõe à experiência de dor, em vez de a dor pós-operatória induzir um estado de ansiedade transitório, embora isto não elimine a dor como causa de ansiedade. Na prática clínica, confirma a necessidade de um regime analgésico regular durante pelo menos 3 dias, se não mais, para garantir que este grupo de doentes é controlado de forma satisfatória. Neste caso, partiu-se do pressuposto de que todos os procedimentos cirúrgicos eram de gravidade comparável e que o efeito de quaisquer variações individuais foi eliminado pelo número de doentes estudados. As pontuações médias de extroversão não mostraram qualquer associação com qualquer outra variável, o que não corrobora os resultados de Bond (1979), que descobriu que a queixa de dor e a receção de analgésicos estavam associadas ao grau de extroversão.

Kyosti Oikarinen et al[10] (1991) Dor pós-operatória após cirurgia do terceiro molar mandibular Em primeiro lugar, todas as operações foram efectuadas pelo mesmo cirurgião oral experiente, em condições semelhantes e utilizando procedimentos operatórios e pós-operatórios semelhantes. Em segundo lugar, todos os pacientes eram estudantes universitários saudáveis, com idades compreendidas entre os 20 e os 29 anos, que não tomavam qualquer medicação regularmente Em terceiro lugar, todos os pacientes receberam os mesmos analgésicos (ácido tolfenâmico,

O desenho de estudo mais informativo para avaliar a influência destes factores na dor pós-operatória seria aquele em que não fosse permitida a administração de analgésicos durante o período de avaliação, mas tal não seria ético. Por conseguinte, deve ser adoptada a melhor solução seguinte, em que o doente tem a oportunidade de aliviar a dor com analgésicos adequados.

R B Raffa et al[11] (1993) A explicação para a coexistência de componentes opióides e não opióides da antinocicepção induzida pelo tramadol parece estar relacionada com as farmacologias diferentes, mas complementares e interactivas, dos seus enantiómeros. O enantiómero (+) apresentou valores de Ki de apenas 1,33, 62,4 e 54,0 microM nos receptores mu, delta e kappa, respetivamente. O enantiómero (-) apresentou uma afinidade ainda mais baixa nos locais mu e delta (Ki = 24,8, 213 e 53,5 microM, respetivamente). O enantiómero (+) foi o inibidor mais potente da absorção de serotonina (Ki = 0,53 microM) e o enantiómero (-) foi o inibidor mais potente da absorção de norepinefrina (Ki = 0.43 microM) Foi também demonstrada sinergia (P < .1) no teste da placa quente a 55 graus C no rato (via i.p.) e (P < .05) no modelo de nocicepção inflamatória induzida por levedura Randall-Selitto no rato (vias i.v. e i.p.). Em termos críticos, os enantiómeros interagiram de forma menos sinérgica em dois efeitos secundários de inibição da motilidade propulsiva do cólon e de diminuição do desempenho do rotarod. O racemato e o enantiómero (+) foram activos num modelo de dor inflamatória crónica (artrítica). Em conjunto, estes resultados fornecem uma explicação racional para a coexistência de componentes duplos na antinocicepção induzida pelo tramadol e podem constituir a base para a compreensão do seu perfil clínico.

Wu Pang, MD et al[12] **(2000)** Patient-Controlled Analgesia with Tramadol Versus Tramadol Plus Lysine **Wei** Acetyl Salicylate Este estudo demonstrou que a aspirina parentérica pode ser utilizada como um adjuvante eficaz e seguro do tramadol PCA para analgesia pós-operatória em cirurgia ortopédica. Esta combinação reduz a dose necessária de tramadol. Estes resultados indicam que os pacientes com tramadol e LAS estavam significativamente mais alerta do que com tramadol PCA sozinho. Embora sem atingir significância estatística, alguns outros efeitos adversos

Os efeitos associados ao tramadol, tais como náuseas ou vómitos, foram reduzidos. Isto apoia o conceito de que a analgesia equilibrada é eficaz. No alívio da dor pós-operatória, o tramadol é um fármaco alternativo à morfina para o tratamento por PCA. O tramadol é um analgésico de ação central com modos de ação opióides e não opióides. A sua reputação de reduzir os efeitos secundários dos opiáceos, como a sedação, a depressão cardiorrespiratória e o potencial de abuso, promove a sua utilização generalizada. Infelizmente, a ACP com tramadol tem sido pouco utilizada devido ao seu principal efeito secundário, nomeadamente a náusea.

James R. Fricke et al[13] **(2002)** A Double-Blind, Single-Dose Comparison of the Analgesic Efficacy of Tramadol Acetaminophen Combination Tablets, Hydrocodone/Acetaminophen Combination Tablets, and Placebo After Oral Surgery. A utilização de uma combinação de 2 agentes analgésicos tem o potencial de melhorar a eficácia e a segurança obtidas com qualquer um dos agentes isoladamente.16 Os resultados deste estudo unicêntrico, aleatório, duplamente cego, de grupo paralelo, controlado por placebo e ativo apoiam e alargam os resultados de estudos anteriores que demonstram os benefícios da terapêutica combinada com T/APAP oral no tratamento da dor pós-operatória aguda. Neste estudo, T/APAP 75/650 mg foi significativamente superior ao placebo em todas as medidas primárias de eficácia e em várias medidas secundárias no tratamento da dor moderada a grave após extração cirúrgica de terceiros molares impactados. A combinação de agentes de ação curta e longa pode também melhorar a eficácia, proporcionando um início mais rápido e uma duração mais longa da analgesia, dois factores importantes no tratamento da dor aguda. A duração do alívio da dor, definida pelo tempo até à remedicação com analgesia suplementar, não foi significativamente diferente entre o TIAPAP 751650 mg e o HC/APAPAP.

Ingibjo¨rg S et al[14] (2004) afirmaram que as complicações pós-operatórias foram analisadas individualmente como variáveis separadas, mas muitas delas estão inter-relacionadas, como por exemplo a dor e a alveolite seca, o que deve ser tido em conta na interpretação dos resultados. Além disso, em relação à unidade de amostragem, eles observaram que 53 pacientes tiveram ambos os terceiros molares inferiores removidos, mas em ocasiões separadas. . Assim, parte do material do estudo trata de casos interdependentes, o que pode ser importante especialmente para variáveis subjetivamente relatadas, como o escore VAS e a dor pós-operatória. No entanto, optaram por tratar todos os casos como variáveis independentes, uma vez que muitos dos factores relativos ao dente eram individuais (a radiografia, a posição, a morfologia, a proximidade do canal e o cirurgião) e os 2 dentes foram removidos em ocasiões distintas. Os dois mecanismos de ação do tapentadol

(agonismo dos receptores m-opióides e inibição da recaptação da norepinefrina) podem torná-lo uma opção de tratamento importante para o tratamento da dor nociceptiva e neuropática. Segundo eles, os estudos clínicos realizados até à data indicam que o tapentadol IR (50, 75 ou 100 mg de 4 em 4 ou de 6 em 6 horas) proporciona um alívio eficaz da dor, com uma incidência significativamente mais baixa de náuseas, vómitos e obstipação, em comparação com o cloridrato de oxicodona IR (10 ou 15 mg de 4 em 4 ou de 6 em 6 horas), em doses que proporcionam uma eficácia semelhante em diferentes modelos de dor aguda moderada a grave.

Cliff K. S. Ong et al[15] (2005) A eficácia analgésica do tramadol intravenoso versus oral na prevenção da dor pós-operatória após cirurgia dos terceiros molares Este estudo mostra que o tramadol intravenoso tem uma melhor eficácia analgésica na prevenção da dor dentária pós-operatória do que o tramadol oral, que proporcionou uma analgesia relativamente fraca. Tanto os registos seriados da EVA como os parâmetros cumulativos da AUC indicam que a preparação intravenosa de tramadol proporcionou uma analgesia pós-operatória superior e mais duradoura neste grupo de doentes. O tempo médio para medicação de resgate foi de 7 horas no grupo intravenoso. Isto está de acordo com a literatura anterior sobre o tempo de analgesia proporcionado pelo tramadol intravenoso. O tempo relativamente curto para a medicação de resgate no grupo oral (3,5 horas) indicaria que esta formulação, administrada como uma única cápsula no pré-operatório, não oferece um alívio satisfatório da dor para este tipo de cirurgia. Este facto é notável, uma vez que foi sugerido que a maioria dos doentes necessitaria de analgésicos 1 a 3 horas após a cirurgia dos terceiros molares com um anestésico local convencional.

Regina Kleinert et al16 (2008) Eficácia Analgésica do Tapentadol em Dose Única na Dor Dentária Pós-Cirúrgica Como referido anteriormente, a extração do terceiro molar mandibular tem várias características que a tornam especialmente adequada para obter uma impressão clínica inicial da atividade analgésica de um novo medicamento, de preferência em comparação com outro medicamento da mesma classe de analgésicos ou de uma classe semelhante. Assim, o objetivo deste estudo não foi estabelecer a eficácia do tapentadol no tratamento da dor dentária pós-cirúrgica, mas sim recolher dados iniciais sobre a eficácia analgésica e a tolerabilidade do tapentadol num modelo validado. A incorporação da morfina como analgésico comparador de ação central permitiu uma melhor compreensão dos resultados observados com o tapentadol. Uma vez que a inflamação associada à cirurgia dentária demonstrou ser sensível aos AINE, e o ibuprofeno é considerado o padrão de ouro para o tratamento da dor dentária, o ibuprofeno foi utilizado como controlo neste estudo para demonstrar a sensibilidade do ensaio do modelo de dor dentária.

M.M. Shaik et al17 (2010) Estudo comparativo do tramadol e do cetorolac na gestão da dor da extração de dentes terceiros molares A analgesia pós-extração pode aumentar o conforto dos doentes. O presente estudo foi concebido para avaliar e comparar a eficácia, a segurança e a satisfação dos doentes com os dois analgésicos mais utilizados clinicamente, o tramadol e o cetorolac. O tramadol é um opióide mais recente com melhor ação analgésica sem o risco de tolerância e dependência física. Atualmente, tem sido utilizado com muita frequência no tratamento da dor crónica. O cetorolac é um AINE mais comummente utilizado para o tratamento da dor a curto prazo. O foco principal foi o estudo da intensidade da dor e dos efeitos adversos de ambos os analgésicos de uso comum, o tramadol e o cetorolac. A segurança da terapêutica baseou-se na frequência dos efeitos secundários e na evolução dos sinais vitais registados durante o estudo. O presente estudo provou que ambos os fármacos têm um melhor efeito analgésico.

Mario Alberto Isiordia-Espinoza et al18 (2012) Analgesia preventiva com a combinação de tramadol e meloxicam para cirurgia de terceiros molares O objetivo deste estudo piloto foi avaliar a analgesia preventiva utilizando a combinação de tramadol e meloxicam em comparação com cada fármaco isoladamente para a redução da dor após a extração de terceiros molares. Cinquenta e um doentes foram distribuídos aleatoriamente em três grupos (n = 17 em cada), utilizando uma série de números aleatórios: ao primeiro grupo foi administrado tramadol 25 mg e meloxicam 7,5 mg; ao segundo tramadol 50 mg e ao terceiro meloxicam 15 mg, todos por via intramuscular. Os tratamentos foram preparados em seringas idênticas por um investigador independente e foram administrados imediatamente. Os dentes foram removidos 50 minutos após a administração dos analgésicos. Foram avaliados a intensidade da dor, o consumo de analgésicos e os efeitos adversos. A intensidade da dor foi avaliada utilizando uma escala visual analógica (EVA) e a área sob a curva da EVA mostrou diferenças significativas entre os grupos. Em conclusão, o estudo mostrou que a combinação de tramadol 25 mg e meloxicam 7,5 mg teve um efeito analgésico semelhante ao do meloxicam 15 mg, mas ambos foram melhores do que o tramadol 50 mg para o alívio da dor após a extração de terceiros molares inferiores. Tanto a combinação como o meloxicam isolado mostraram diferenças claras na intensidade da dor em comparação com o tramadol isolado. Houve diferenças significativas na intensidade da dor medida pela EVA 6 horas após a cirurgia, mas é importante notar que tanto o grupo da associação como o do meloxicam apresentaram intensidades de dor mais baixas ao longo do período de avaliação, bem como na intensidade da dor avaliada pela AUC da EVA.

José Leonardo Simone et al[19] (2013) Análise comparativa do efeito analgésico preemptivo da dexametasona e do diclofenaco após cirurgia de terceiros molares Quando a eficácia analgésica preemptiva da dexametasona (AASI) e do diclofenaco (AINE) é comparada através da média dos escores de dor durante as primeiras 72 h, observa-se que o grupo tratado com dexametasona apresentou os menores valores na escala analógica de dor (1.7), seguido pelos grupos tratados com diclofenaco (2,6) e placebo, que obteve o maior valor médio (3,0) entre os grupos. As diferenças entre estes valores médios são estatisticamente significativas entre a dexametasona e o placebo ($p < .05$). O melhor desempenho da dexametasona em comparação com o diclofenac pode ser atribuído ao mecanismo de ação destes fármacos. A dexametasona previne a hiperalgesia através da inibição da fosfolipase A2 e da ciclo-oxigenase induzível.20 O diclofenac actua diretamente na hipersensibilização inflamatória em curso. Estes analgésicos restauram o nociceptor através da estimulação da via do canal arginina/NO/Cgmp/K(ATP).

Prathibha Gopalraju et al[20] **(2013)** Comparative study of intravenous Tramadol versus Ketorolac for preventing postperative pain after third molar surgery e Um estudo prospetivo randomizado a extração cirúrgica de terceiros molares mandibulares impactados induz dor aguda, moderada a severa, e tem sido usada como um excelente modelo de ensaio clínico para estudos da dor. Muitos dos factores da dor pós-operatória resultante da extração cirúrgica estão relacionados com a reação inflamatória periférica iniciada pelo trauma cirúrgico, pelo que os fármacos anti-inflamatórios não esteróides e os analgésicos opióides têm sido considerados eficazes no tratamento da dor após a extração cirúrgica e têm sido utilizados como analgesia preventiva, com a administração de diferentes classes de analgésicos e anti-inflamatórios, como a Dexametasona, o Tramadol, o Ibuprofeno, o Acetaminofeno, a Codeína, Na prática clínica atual, são utilizadas combinações de anti-inflamatórios não esteróides com opióides para reduzir a necessidade de opióides e melhorar a analgesia A dor que ocorre após a remoção cirúrgica do terceiro molar está relacionada com a reação inflamatória periférica iniciada pelo trauma cirúrgico, Por conseguinte, os medicamentos anti-inflamatórios não esteróides, como o cetorolac, o ibuprofeno e os opióides, como o tramadol, têm sido considerados eficazes no controlo da dor pós-operatória.

J. Perez-Uriza et al[21] **(2014)** Este estudo comparou a eficácia analgésica e anti-inflamatória, o controlo do trismo e a tolerabilidade da combinação de clonixinato de lisina e tramadol (LCT) versus tramadol (T) isolado após a remoção cirúrgica de uma mandíbula impactada

Este estudo foi um ensaio clínico aleatório, em dupla ocultação, incluindo dois grupos de estudo de 20 pacientes cada, que apresentavam dor aguda após a extração cirúrgica de dois terceiros molares inferiores. A intensidade da dor foi quantificada durante um período de 96 horas, utilizando uma escala visual analógica e uma escala verbal de 5 pontos. Foram determinados indicadores secundários de eficácia analgésica e anti-inflamatória, controlo do trismo e tolerabilidade. Os doentes a quem foi administrado LCT apresentaram melhores efeitos terapêuticos do que os que receberam T. Cinquenta por cento dos doentes do grupo LCT classificaram esta terapêutica como "excelente analgesia", em comparação com apenas 10% do grupo T. O início do efeito analgésico da LCT foi significativamente mais rápido, sem falhas terapêuticas. Não se registaram diferenças significativas entre os grupos no que respeita ao efeito anti-inflamatório ou ao trismo. Os resultados deste estudo sugerem que a eficácia analgésica pós-cirúrgica do LCT em combinação (LC 125 mg + T 25 mg) é superior à obtida com a T isolada, administrada na dose padrão de 50 mg, até 96 h após a extração de ambos os terceiros molares inferiores impactados.

József Szalma et al[22] (2015) Para prever com mais precisão os casos de "alto risco" ou para tentar evitar lesões nervosas, são introduzidos e normalmente realizados vários esforços de diagnóstico e cirúrgicos, como a coronectomia (apenas a coroa do terceiro molar é removida), a extração assistida ortodonticamente (o terceiro molar é extraído lentamente com a ajuda de forças ortodônticas utilizando diferentes aparelhos, e.g, molas, arames, depois de se fixar alguma retenção na superfície do dente), migração espontânea (apenas pequenas porções da parte impactada da coroa do terceiro molar são removidas com brocas e o dente pode começar a migrar para longe do canal dentário, para mais tarde poder ser extraído), ostectomia pericoronal (o osso circundante é removido, o que causou a impactação) e o chamado método de fragmentação interna (com a ajuda visual de um endoscópio, o dente é seccionado em muitas partes minúsculas sem danificar o osso alveolar ou, eventualmente, o nervo).

Dixit Shah et al[23] (2017) Uma avaliação clínica comparativa da eficácia analgésica do Tapentadol e do cetorolac na cirurgia do terceiro molar mandibular. O controlo da dor pós-operatória é um dos aspectos mais importantes do tratamento de doentes cirúrgicos. Vários fármacos, que são utilizados para controlar a dor pós-operatória, são principalmente categorizados em dois grupos, ou seja, anti-inflamatórios não esteróides (AINEs) e opióides[8]. A remoção cirúrgica do terceiro molar impactado é o procedimento ambulatório mais comum em cirurgia oral. Normalmente, é seguido de uma reação inflamatória caracterizada por dor, inchaço e trismo. O

O tratamento desta dor pós-operatória tem sido amplamente estudado com vários AINEs. Por vezes, os doentes sentem dores fortes após a remoção cirúrgica dos dentes impactados. Os AINEs tornaram-se populares para o alívio da dor após diferentes procedimentos cirúrgicos maiores e menores. Num estudo, a eficácia e a segurança dos AINE analgésicos no tratamento da dor dentária aguda pós-operatória revelaram que o cetorolac tem uma maior eficácia global. O cetorolac apresenta atividade analgésica mediada Escala VAS N.º de doentes Tab cetorolac Tab tepantadol: Dez horas após a cirurgia Fármacos Comparação após 10 h Cetorolac em comprimidos Tapentadol em comprimidos Escala VAS N.º de doentes Tab cetorolac Tab tepantadol. Em doses analgésicas, tem actividades anti-inflamatórias e antipiréticas mínimas. É também um potente inibidor da agregação plaquetária. O cetorolac não é um agente anestésico e não possui propriedades sedativas ou ansiolíticas. Afirma-se que o cetorolac é uma alternativa útil aos opióides e a outros analgésicos não esteróides na melhoria da dor pós-cirúrgica moderada a grave.

Xinyi Wang et al[24] (2020) Efficacy and Safety of Tapentadol Immediate Release for Acute Pain Iyer et al compararam TAP 50 mg (n=30) versus tramadol 100 mg (n=30) após cirurgia cardíaca. Cada medicamento foi administrado 3 vezes ao dia. A medida de eficácia primária foi a pontuação média da dor numa Escala Visual Analógica 3 horas após a dose. Este valor foi medido em repouso e com tosse. O TAP foi associado a um melhor controlo da dor. Verificou-se também uma menor incidência de náuseas e vómitos no pós-operatório com o TAP. Moorthy et al compararam o TAP 50mg (n=50) versus tramadol 50mg (n=50) em doentes com episódios agudos de dor osteoartrítica do joelho. O estudo de Lin et al20 é um estudo observacional que só está disponível em forma de resumo. Tratou-se de um estudo de coorte retrospetivo que incluiu 2977 doentes hospitalizados com propensão igual à da base de dados Premier Perspective que receberam TAP IR (n=1858) ou OXY IR (n=5574) em mais de 600 hospitais. A medida de resultado primário foi a taxa de eventos adversos. Os doentes do grupo TAP IR tinham menos probabilidades de receber tratamento anti-náuseas do que os do grupo OXY (30% vs. 34%, P=0,001)

-.MATERIAIS E MÉTODOS

FONTE DE DADOS - Este estudo foi realizado no I.T.S. - C.D.S.R dental college Muradnagar no Departamento de cirurgia oral e maxilofacial. Um total de 100 pacientes foi incluído neste estudo, cada um deles dividido em dois grupos. Os doentes do Grupo 1 f o r a m tratados com tramadol e os do Grupo 2 foram tratados com tapentadol.

DESENHO DO **ESTUDO** - Um estudo clínico aleatório, duplamente cego

CRITÉRIOS DE INCLUSÃO

1) Serão incluídos neste estudo os doentes com idades compreendidas entre os 18 e os 50 anos.

2) Duração da cirurgia (30-45 min) 3)pacientes com uma higiene oral razoável.

4) Paciente com terceiros molares inferiores impactados com um grau de dificuldade moderado; sem patologia sistémica relevante (ASA 1 de acordo com a classificação da Sociedade Americana de Anestesiologistas).

CRITÉRIOS DE EXCLUSÃO

A) Paciente clinicamente comprometido.

B) Mulheres a amamentar.

C) Doentes com antecedentes de infeção pericoronal ou tratamento médico anti-inflamatório recente

D) O doente não quer assinar o formulário de consentimento.

E) Doente com hipersensibilidade conhecida a qualquer um dos medicamentos do estudo.

PARÂMETROS

1) **Dor:** A intensidade da dor será avaliada utilizando uma escala visual analógica (EVA) de 10 níveis, com o doente a colocar uma marca na escala para indicar o intervalo de intensidade, desde a ausência de dor [0] até à dor intensa/insuportável.

2) **Distância interincisal máxima:** Para avaliar a extensão do trismo, a distância interincisal máxima será medida com um compasso de vernier, a partir da ponta incisal do incisivo central superior até à ponta incisal do incisivo central inferior. As medições são efectuadas em milímetros (mm).

.

Procedimento cirúrgico-

1) A preparação da pele e o isolamento do campo cirúrgico foram efectuados com a ajuda de betadine-povidine para obter um campo assético.

2) Foi administrada uma solução anestésica local ao doente e a área foi anestesiada utilizando a técnica clássica de bloqueio do nervo alveolar inferior.

3) Foi efectuada uma incisão de enfermaria com a lâmina n. 15 e foi levantado um retalho mucoperiosteal.

4) A calha óssea e a secção do dente foram efectuadas com a broca 702. O dente foi elevado da cavidade.

5) A cavidade de extração foi irrigada com soro fisiológico e o encerramento primário da ferida cirúrgica foi feito com suturas de seda 3-0.

6) Depois disso, foi prescrito ao doente um medicamento de 50 mg de tramadol ou tapentadol por via oral. A medicação foi administrada às cegas para evitar preconceitos, uma vez que tanto o sujeito como o operador não tinham conhecimento da medicação. Foi pedido ao doente que consumisse um comprimido imediatamente e outro após 12 horas.

7) O acompanhamento do doente foi efectuado no dia seguinte.

ARMAMENTARIUM

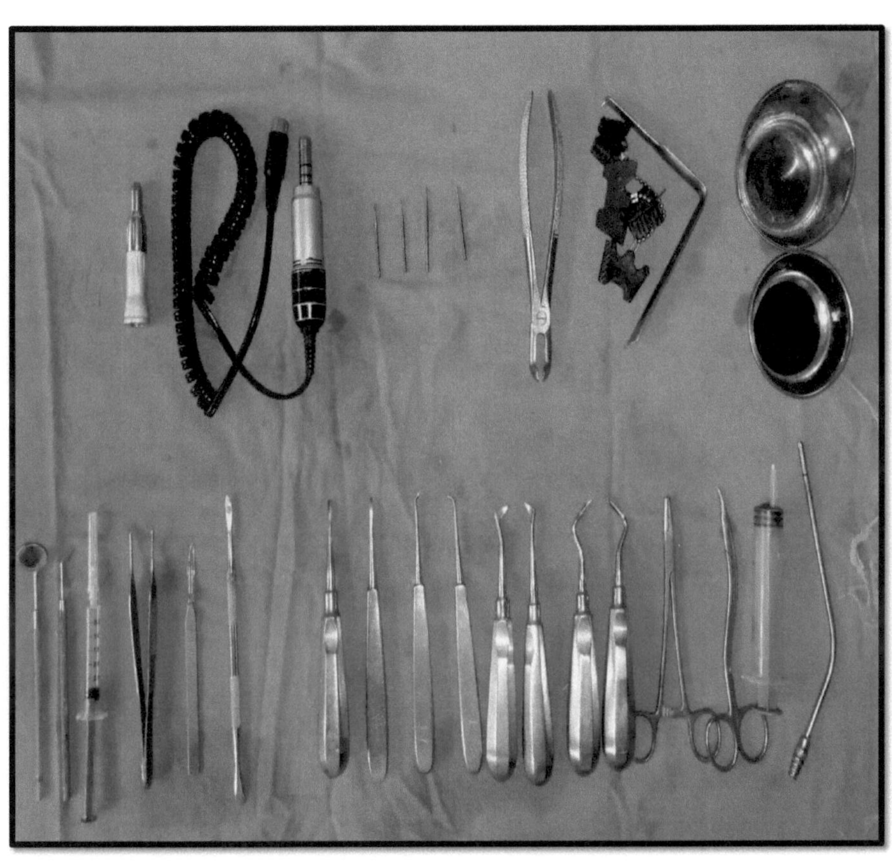

1) Espelho de boca
2) Cloridrato de lidocaína a 2% com adrenalina (1:120.000)
3) Pega Bard Parker
4) Lâmina Bard Parker
5) Ponta de sucção
6) N.º 9 Elevador periosteal de Molt
7) Austin
8) Sonda bucal
9) Peça de mão reta
10) Broca de carboneto de tungsténio
11) Solução salina normal
12) Taça em aço inoxidável
13) Fórceps de extração mandibular
14) Elevador reto
15) Elevador de Coupland
16) Elevador de Cryer
17) Elevador Apexo Curvo
18) Elevador Millers
19) Fórceps para dentes
20) Solução de Betadine`
21) Material de sutura (sutura de seda com contas 3-0 preta)
22) Suporte de agulha
23) Tesoura de corte de sutura.

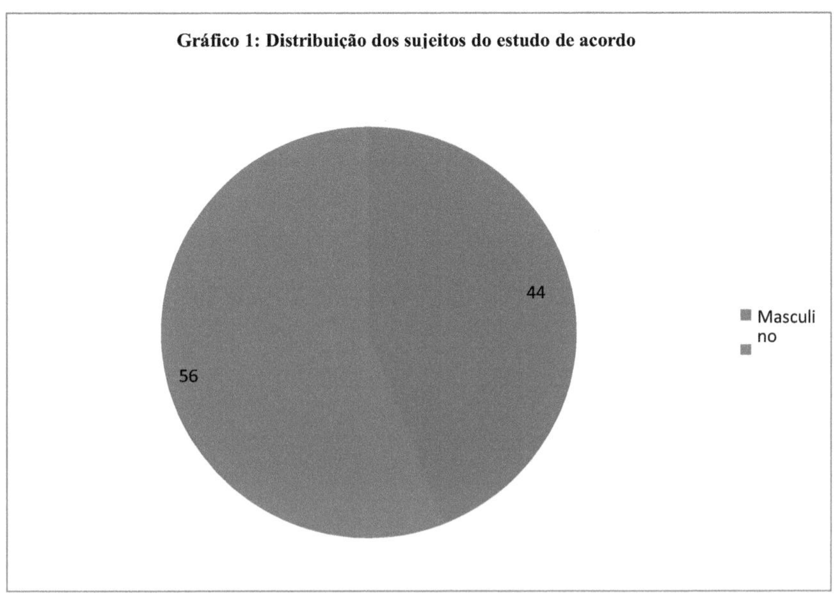

RESULTADOS

Tabela 1: Distribuição dos sujeitos do estudo de acordo com o género

Género	Número (n)	Percentagem
Masculino	22	44.0
Feminino	28	56.0
Total	50	100.0

Tabela 2: Distribuição dos indivíduos do estudo de acordo com a idade

Grupo etário (anos)	Número (n)	Idade	
		Percentagem	Idade média
18-27 anos	13	26.5	37.96+ 12.033
28-37 anos	16	32.6	
38-47 anos	14	28.5	
Mais de 48 anos	6	12.4	
Total	49	100	

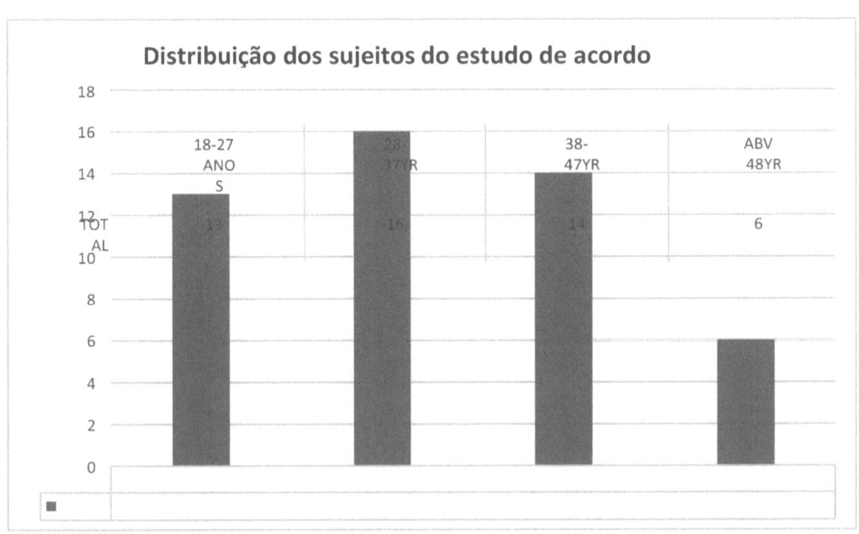

Tabela 3: Distribuição do género com base no pré-operatório, pós-operatório (imediato e após 12 horas) pela escala VAS

Género	Número	Média	Desvio padrão	Erro padrão Média	Género
Vas -Pré-operatório	Masculino	22	5.45	1.29	0.277
	Feminino	28	5.36	1.22	0.231
Vas Pós-operatório (Imediato)	Masculino	22	3.73	1.24	0.265
	Feminino	28	3.43	1.28	0.244
Vas - Pós-operatório (Após 12 horas)	Masculino	22	2.05	0.89	0.192
	Feminino	28	1.75	0.75	0.142

Tabela 4: Distribuição dos indivíduos do estudo com base na escala VAS no pré-operatório e no pós-operatório (imediato e após 12 horas)

		Média	**Número**	**Desvio padrão**	**Erro padrão Média**
Grupo I	Vas - Pré-operatório	5.40	50	1.245	0.176
	Vas Pós-operatório (Imediato)	3.56	50	1.264	0.179
Grupo II	Vas Pós-operatório (Imediato)	3.56	50	1.264	0.179
	Vas -Pós-operatório (Após 12 horas)	1.88	50	0.824	0.117
Grupo III	Vas -Pré-operatório	5.40	50	1.245	0.176
	Vas -Pós-operatório (Após 12 horas)	1.88	50	0.824	0.117

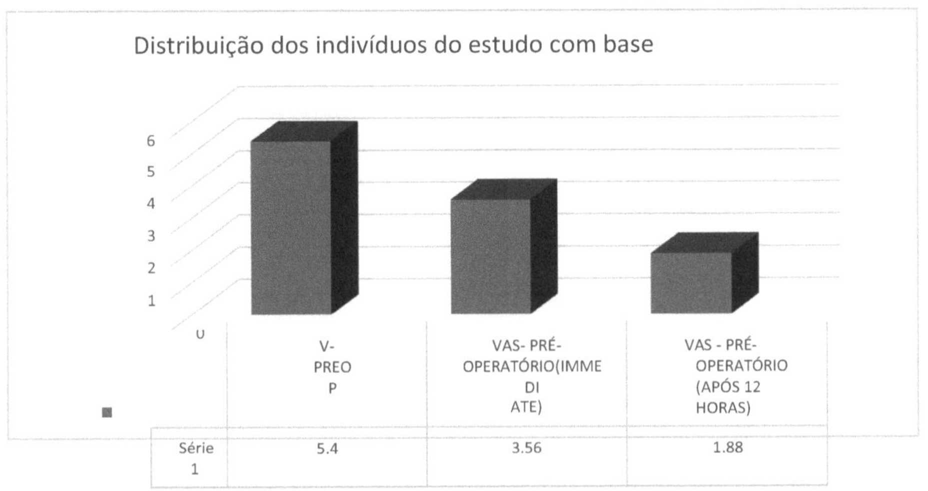
Distribuição dos indivíduos do estudo com base
6
5
4
3
2
1
0
V-
PREO
P
VAS- PRÉ-
OPERATÓRIO(IMME
DI
ATE)
VAS - PRÉ-
OPERATÓRIO
(APÓS 12
HORAS)
Série 1
5.4
3.56
1.88

Tabela 5: Comparação intragrupo dos grupos de estudo com base no teste de classificação assinado de Wilcoxon

		Número	Classificação média	Soma das classificações	valor de p
Vas Pós-operatório (Imediato) - Vas - Pré-operatório	Classificações negativas	46[a]	23.5	1081.0	<0.001*
	Classificações positivas	0[b]	0.00	0.00	
	Gravatas	4[c]			
	Total	50			
Vas Pós-operatório (Após 12 horas) - Vas - Pré-operatório (Imediato)	Classificações negativas	44[d]	22.5	990.0	<0.001*
	Classificações positivas	0[e]	0.00	0.00	
	Gravatas	6[f]			
	Total	50			
Vas Pós-operatório (Após 12 horas) - Vas - Pré-operatório	Classificações negativas	50[g]	22.5	1275.0	<0.001*
	Classificações positivas	0[h]	0.00	0.00	
	Gravatas	0[i]			
	Total	50			

DISCUSSÃO

A remoção cirúrgica dos terceiros molares é um procedimento de rotina na cirurgia buco-maxilo-facial. O período que se segue a esta cirurgia é caracterizado por dor ligeira a moderada. A gestão da dor após as operações aos terceiros molares é importante porque a maioria dos doentes é tratada como casos de cuidados diários. Devido ao facto de a região da cirurgia ser maioritariamente composta por tecido conjuntivo frouxo que contém vasos sanguíneos e linfáticos, é de esperar uma série de alterações funcionais e estruturais após a extração, expressas principalmente como dor, inchaço e trismo[12] .

A remoção cirúrgica dos terceiros molares inferiores é a medida mais comum em cirurgia oral e serve como um excelente modelo para o estudo da dor. Tem sido demonstrado que a dor sentida após esta operação é mais severa do que após gengivectomia, cirurgia de retalho periodontal ou apicectomia. O desenho de estudo mais informativo para avaliar a influência de tais factores na dor pós-operatória seria aquele em que não fossem permitidos analgésicos durante o período de avaliação, mas tal não seria ético. Consequentemente, deve ser adoptada a melhor solução seguinte, em que o doente tem a oportunidade de aliviar a dor com analgésicos adequados.

O modelo de dor dentária aguda é considerado altamente padronizado e sensível para avaliar a eficácia terapêutica dos analgésicos, e as medidas de eficácia utilizadas são consideradas métodos válidos, fiáveis, sensíveis e específicos para avaliar a dor pós-cirúrgica[30]

A taxa de compilação de 4,6-30,9% após a extração de terceiros molares é relatada na literatura, podendo ocorrer intraoperatoriamente ou desenvolver-se durante o período pós-operatório. As extracções de terceiros molares inferiores impactados são uma das queixas mais comuns que requerem intervenção cirúrgica. Existem várias complicações intra e pós-operatórias que podem ocorrer durante e após a extração do terceiro molar inferior impactado, que podem ser reduzidas através da compreensão das possíveis causas e da forma de prevenir cada uma destas complicações[29] .

A analgesia preventiva consiste na administração de um analgésico antes do início do estímulo doloroso. A razão para tal é prevenir ou reduzir a dor subsequente. O efeito da analgesia preventiva é evitar ou reduzir o desenvolvimento de qualquer "memória" do estímulo doloroso no sistema nervoso. O interesse clínico reside no potencial para melhorar o controlo da dor pós-operatória[12]

Pode ser utilizado num regime de 50 mg três a quatro vezes por dia. Se mais Tramadol é 2-

(dimetilaminometil)-1-(3-metoxifenil) ciclohexanol. O tramadol foi sintetizado pela primeira vez em 1962 pela ***Grunenthal GmbH***, na Alemanha, através do acoplamento da ciclo-hexanona correspondente com brometo de 3-metoxifenil magnésio numa reação de Grignard. Apresenta semelhanças estruturais com a codeína. Disponível sob a forma de cloridrato de tramadol, facilmente solúvel em água e metanol. pKa de 9,4. O tramadol existe como mistura racémica (1:1) de enantiómeros R (+) e S (-). Tem um mecanismo de ação multimodal, uma vez que, por um lado, os enantiómeros + e - actuam na recaptação da serotonina e da noradrenalina e, por outro, o metabolito O-desmetil do tramadol actua no recetor mu-opióide. É um analgésico de ação central, utilizado no tratamento da dor moderada a grave, tanto aguda como crónica.

No entanto, **Seymour et al**. administraram uma dose única de 50 mg de tramadol e tapentadol ac após a cirurgia e não encontraram diferença estatisticamente significativa em relação à administração de placebo no controlo da dor pós-operatória. No nosso estudo, foi utilizada a dose máxima diária atualmente recomendada, 50 mg[1] .

Os dois mecanismos de ação do tapentadol (agonismo dos receptores m-opióides e inibição da recaptação da norepinefrina) podem torná-lo uma opção de tratamento importante para o tratamento da dor nociceptiva e neuropática. Segundo eles, os estudos clínicos realizados até à data indicam que o tapentadol IR (50, 75 ou 100 mg de 4 em 4 ou de 6 em 6 horas) proporciona um alívio eficaz da dor, com uma incidência significativamente mais baixa de náuseas, vómitos e obstipação, em comparação com o cloridrato de oxicodona IR (10 ou 15 mg de 4 em 4 ou de 6 em 6 horas), em doses que proporcionam uma eficácia semelhante em diferentes modelos de dor aguda moderada a grave.

Dez horas após a cirurgia Fármacos Comparação após 10 h Cetorolac de comprimidos Tapentadol de comprimidos Escala VAS N.º de doentes Cetorolac de comprimidos Tepantadol de comprimidos. Em doses analgésicas, tem actividades anti-inflamatórias e antipiréticas mínimas. É também um potente inibidor da agregação plaquetária. O cetorolac não é um agente anestésico e não possui propriedades sedativas ou ansiolíticas. Afirma-se que o cetorolac é uma alternativa útil aos opióides e a outros analgésicos não esteróides na melhoria da dor pós-cirúrgica moderada a grave.

O presente estudo foi concebido para avaliar e comparar a eficácia, a segurança e a satisfação dos doentes com os dois analgésicos mais utilizados clinicamente, o tramadol e o tapentadol, em doentes submetidos a cirurgias de terceiros molares. O tramadol é um opióide mais recente com melhor ação analgésica sem o risco de desenvolvimento de tolerância e dependência física. Atualmente, tem sido utilizado com muita frequência para a dor crónica. Neste modelo de dor aguda de extração de terceiros molares mandibulares, uma dose oral única de tapentadol HCl (50 mg) proporcionou um alívio da dor significativamente maior em comparação com o tramadol (50 mg), com base na análise primária e pós-operatória.

A cirurgia do terceiro molar mandibular impactado, vulgarmente conhecida como extração do dente do siso, é um procedimento dentário frequente que resulta frequentemente em dor pós-operatória significativa. O controlo eficaz da dor é crucial para o conforto e a recuperação do doente. Entre os vários analgésicos utilizados, o tramadol e o tapentadol destacam-se pela sua ação central e eficácia na dor moderada a grave. Esta discussão aprofunda a eficácia analgésica comparativa do tramadol e do tapentadol após uma cirurgia a um terceiro molar mandibular impactado, explorando a sua farmacodinâmica, os resultados clínicos, os efeitos secundários e a segurança global do doente.

Visão geral farmacológica

Tramadol

O tramadol é um analgésico opióide sintético com um duplo mecanismo de ação. Actua como um agonista fraco no recetor mu-opióide e inibe a recaptação da serotonina e da norepinefrina. Esta dupla ação contribui para os seus efeitos analgésicos e torna-o útil para vários tipos de dor, incluindo a dor pós-operatória.

Mecanismos:

- **Agonismo do recetor mu-opióide:** A ligação do tramadol ao recetor mu-opióide proporciona analgesia, embora a sua afinidade seja inferior à dos opióides mais fortes.
- **Inibição da recaptação de monoaminas:** Ao inibir a recaptação da serotonina e da norepinefrina, o tramadol melhora as vias descendentes de inibição da dor, contribuindo para o seu efeito analgésico.

Tapentadol

O tapentadol, um analgésico mais recente, também combina o agonismo do recetor mu-opióide com a inibição da recaptação da norepinefrina. No entanto, tem uma afinidade mais forte para o recetor mu-opióide do que o tramadol e não afecta significativamente a recaptação da serotonina.

Mecanismos:

- **Agonismo do recetor mu-opióide:** O tapentadol tem uma maior afinidade para o recetor mu-opióide, proporcionando uma analgesia potente.
- **Inibição da recaptação de norepinefrina:** A inibição da recaptação de norepinefrina pelo tapentadol melhora as vias de inibição da dor no SNC, contribuindo para a sua eficácia na dor neuropática e na dor pós-operatória.

Eficácia clínica na dor pós-operatória

Concepções e métodos de estudo

Vários estudos clínicos avaliaram a eficácia do tramadol e do tapentadol na gestão da dor pós-operatória após uma cirurgia a um terceiro molar mandibular impactado. Estes estudos utilizam normalmente ensaios clínicos aleatórios controlados (RCTs) para garantir uma comparação rigorosa. Normalmente, são administradas aos pacientes doses padronizadas de tramadol ou tapentadol no pós-operatório, e a intensidade da dor é medida utilizando escalas visuais analógicas (VAS) ou escalas de classificação numérica (NRS) em vários momentos do pós-operatório.

Tramadol Eficácia

Estudos demonstraram que o tramadol reduz eficazmente a dor pós-operatória após a cirurgia do terceiro molar. Os pacientes que recebem tramadol relatam um alívio significativo da dor nas primeiras horas após a cirurgia, com efeitos sustentados nas primeiras 24 horas. O regime de dosagem típico do tramadol nestes estudos é de 50 mg a cada 4-6 horas, com uma dose diária máxima de 400 mg.

Eficácia do Tapentadol

O tapentadol demonstrou uma eficácia semelhante, se não superior, no controlo da dor pós-operatória em comparação com o tramadol. Os ensaios clínicos indicam que o tapentadol proporciona um rápido início do alívio da dor e mantém uma analgesia eficaz durante 24 horas. O regime de dosagem do tapentadol na dor pós-operatória é geralmente de 50 mg a cada 4-6 horas, com uma dose máxima diária de 400 mg.

Análise comparativa

Início da ação

Tanto o tramadol como o tapentadol têm um início de ação relativamente rápido. No entanto, o tapentadol apresenta frequentemente um início de ação mais rápido devido à sua maior afinidade para o recetor mu-opióide. Este facto pode ser particularmente benéfico no período pós-operatório imediato, quando o alívio rápido da dor é crucial.

Duração da analgesia

A duração da analgesia proporcionada por ambos os medicamentos é comparável, durando normalmente 4-6 horas por dose. No entanto, alguns estudos sugerem que o tapentadol pode proporcionar um alívio da dor ligeiramente mais duradouro, o que pode reduzir a necessidade de dosagens frequentes e melhorar a adesão do doente.

Qualidade do alívio da dor

Os doentes referem geralmente níveis elevados de alívio da dor com ambos os medicamentos. Em comparações directas, o tapentadol obtém frequentemente resultados ligeiramente superiores em termos de satisfação dos doentes e de qualidade global do alívio da dor. Este facto pode ser atribuído à sua maior atividade nos receptores opióides e à inibição eficaz da recaptação da norepinefrina.

Efeitos secundários e tolerância

Efeitos secundários comuns

Tramadol

Os efeitos secundários mais frequentes do Tramadol incluem náuseas, vómitos, tonturas, obstipação e sedação. Estes efeitos secundários são geralmente ligeiros a moderados e controláveis com intervenções adequadas. No entanto, o efeito do tramadol na serotonina pode levar a condições raras mas graves, como a síndrome da serotonina, particularmente quando utilizado com outros medicamentos serotoninérgicos.

Tapentadol

O tapentadol também partilha alguns efeitos secundários com o tramadol, como náuseas, vómitos, tonturas e sedação. No entanto, tende a causar problemas gastrointestinais menos graves, nomeadamente obstipação, o que constitui uma vantagem significativa nos cuidados pós-operatórios. O menor impacto do tapentadol na recaptação da serotonina reduz o risco de síndrome da serotonina.

Efeitos adversos graves

Tramadol

- **Convulsões:** O tramadol pode diminuir o limiar de convulsão, especialmente em doses mais elevadas ou em doentes com antecedentes de epilepsia.
- **Síndrome da serotonina:** Devido à sua inibição da recaptação da serotonina, o tramadol pode causar síndrome da serotonina, especialmente quando combinado com outros medicamentos serotoninérgicos.

Tapentadol

- **Depressão respiratória:** Embora ambos os medicamentos possam causar depressão respiratória, o efeito opióide mais forte do tapentadol pode representar um risco ligeiramente superior.
- **Efeitos cardiovasculares: A** inibição da recaptação da norepinefrina pelo tapentadol pode potencialmente afetar a pressão arterial e o ritmo cardíaco, necessitando de uma monitorização cuidadosa em doentes com problemas cardiovasculares.

Perfis de segurança

Tramadol

O Tramadol é geralmente bem tolerado, com um perfil de segurança favorável, particularmente quando utilizado nas doses recomendadas. A sua classificação na lista IV reflecte o seu menor potencial de abuso e dependência em comparação com os opiáceos mais fortes. Contudo, os polimorfismos genéticos que afectam a CYP2D6 podem levar a respostas variáveis entre os doentes, afectando tanto a eficácia como a segurança.

Tapentadol

O tapentadol é também bem tolerado e considerado seguro para a maioria dos doentes. A sua classificação na lista II indica um maior potencial de abuso em comparação com o tramadol, necessitando de controlos mais rigorosos. No entanto, a sua dependência mínima do sistema do citocromo P450 reduz o risco de interacções medicamentosas, tornando-o uma escolha mais segura para os doentes que tomam vários medicamentos.

Populações especiais

Doentes idosos

Nos doentes idosos, tanto o tramadol como o tapentadol devem ser utilizados com precaução devido ao risco acrescido de efeitos secundários do SNC e de quedas. O tapentadol pode ser preferido devido à sua menor incidência de obstipação grave e potencialmente melhor tolerabilidade.

Doentes com insuficiência renal ou hepática

Ambos os medicamentos requerem ajustes de dose em doentes com insuficiência renal ou hepática significativa para evitar a acumulação e a toxicidade. O facto de o metabolismo do tapentadol ser menos dependente do sistema do citocromo P450 pode constituir uma vantagem nestas populações.

Doentes com historial de abuso de substâncias

Dado o seu potencial de abuso, é necessária uma análise cuidadosa quando se prescrevem estes medicamentos a doentes com antecedentes de abuso de substâncias. O menor potencial de abuso do Tramadol torna-o uma opção mais adequada, mas ambos os medicamentos devem ser utilizados com precaução e sob supervisão atenta.

Directrizes e recomendações clínicas

Recomendações de dosagem

Para o controlo da dor pós-operatória após a cirurgia do terceiro molar mandibular, tanto o tramadol como o tapentadol podem ser iniciados com 50 mg a cada 4-6 horas. A dose pode ser aumentada até 400 mg por dia em doses divididas, se necessário.

Controlo e acompanhamento

Os doentes devem ser monitorizados quanto à eficácia e aos efeitos secundários durante o período pós-operatório. Os ajustes ao regime de dosagem devem ser efectuados com base nos níveis de dor do doente e na tolerância à medicação. As visitas regulares de acompanhamento são essenciais para garantir o controlo eficaz da dor e para tratar quaisquer efeitos secundários emergentes.

Terapia combinada

Nalguns casos, a combinação de tramadol ou tapentadol com analgésicos não opiáceos, como acetaminofeno ou AINEs, pode aumentar o alívio da dor, minimizando os efeitos secundários relacionados com os opiáceos. Esta abordagem multimodal é frequentemente recomendada para um controlo ideal da dor.

Direcções futuras e investigação

Medicina personalizada

A investigação futura deve centrar-se em abordagens de medicina personalizada para otimizar a utilização do tramadol e do tapentadol. A compreensão dos polimorfismos genéticos que afectam o metabolismo e a resposta aos medicamentos pode ajudar a adaptar os tratamentos a cada doente, melhorando a eficácia e a segurança.

Novas formulações

O desenvolvimento de novas formulações, como as versões de libertação prolongada ou as formulações que impedem o abuso, pode aumentar a utilidade destes medicamentos no tratamento da dor. Essas formulações podem proporcionar um alívio mais consistente da dor e reduzir o risco de uso indevido.

Investigação sobre a eficácia comparativa

É necessária mais investigação de eficácia comparativa para solidificar a compreensão dos papéis do tramadol e do tapentadol no controlo da dor pós-operatória. Estudos a longo prazo podem fornecer informações sobre a sua eficácia, segurança e impacto na qualidade de vida em várias populações de doentes.

Conclusão

Tanto o tramadol como o tapentadol são analgésicos eficazes no controlo da dor pós-operatória após uma cirurgia a um terceiro molar mandibular impactado. Apresentam vantagens e desvantagens distintas que devem ser consideradas ao selecionar a medicação adequada para cada doente. O menor potencial de abuso e o custo do tramadol tornam-no uma escolha prática para muitos, enquanto os efeitos analgésicos mais fortes do tapentadol e a menor incidência de obstipação grave proporcionam benefícios significativos. A consideração cuidadosa das características do doente, das potenciais interacções medicamentosas e da resposta individual ao tratamento é essencial para otimizar o controlo da dor com estes medicamentos. A investigação contínua e as abordagens personalizadas irão melhorar ainda mais a sua utilização na prática clínica

CONCLUSÃO

A análise comparativa do tramadol e do tapentadol para o controlo da dor pós-operatória após a remoção de terceiros molares mandibulares revela que ambos os medicamentos são eficazes na redução da dor. O estudo não indica qualquer diferença significativa entre o tramadol e o tapentadol na sua eficácia no controlo da dor pós-operatória, e ambos os medicamentos apresentam efeitos secundários e perfis de segurança semelhantes.

O tramadol e o tapentadol podem ser administrados numa dose de 50 mg três a quatro vezes por dia, com a possibilidade de aumentar a dose até um máximo de 400 mg por dia em doses divididas para uma analgesia mais profunda. Estes medicamentos são particularmente adequados para doentes alérgicos aos AINE ou com antecedentes de úlceras pépticas, insuficiência cardíaca congestiva ou doença renal. Além disso, podem ser utilizados como pré-medicação em doentes apreensivos para gerir a ansiedade e o desconforto associados aos procedimentos cirúrgicos.

Em conclusão, o tramadol e o tapentadol são opções viáveis para o controlo da dor pós-operatória, oferecendo flexibilidade e segurança a um vasto leque de doentes, particularmente aqueles com contra-indicações específicas a outros analgésicos.

BIBLIOGRAFIA

1) Seymour RA, Meechan JG, Blair GS. Uma investigação sobre a dor pós-operatória após a cirurgia de terceiros molares sob analgesia local. British Journal of Oral and Maxillofacial Surgery. 1985 Dec 1;23(6):410-18.

2) Benediktsdóttir IS, Wenzel A, Petersen JK, Hintze H. Remoção do terceiro molar mandibular: indicadores de risco para tempo de operação prolongado, dor pós-operatória e complicações. Oral Surgery, Oral Medicine, Oral Pathology, Oral Radiology, and Endodontology. 2004 Abr 1;97(4):438-46.

3) Quadri A, Quadri S, Khan TA. Comparação da Eficácia Analgésica do Tramadol e Tapentadol na Cirurgia do Terceiro Molar Mandibular Impactado: Um Estudo Clínico Randomizado e Duplo-Cego. IJSS Journal of Surgery. 2016 Dec 30;2(6):72-74.

4) Colpaert FC, Tarayre JP, Koek W, Pauwels PJ, Bardin L, Xu XJ, Wiesenfeld-Hallin Z, Cosi C, Carilla-Durand E, Assie MB, Vacher B. Ativação dos receptores 5-HT1A de grande amplitude: um novo mecanismo de analgesia central profunda. Neuropharmacology. 2002 Nov 1;43(6):945-58.

5Hartrick CT. Tapentadol de libertação imediata para o alívio da dor aguda moderada a grave. Parecer de peritos em farmacoterapia. 2009 Nov 1;10(16):2687-96.

6 Seymour RA. Utilização de analgésicos na dor dentária pós-operatória: uma revisão. Journal of the Royal Society of Medicine. 1984 Nov;77(11):949-54.

7) Seymour RA, Meechan JG, Blair GS. Uma investigação sobre a dor pós-operatória após a cirurgia de terceiros molares sob analgesia local. British Journal of Oral and Maxillofacial Surgery. 1985 Dec 1;23(6):410-18.

8) Sisk AL, Hammer WB, Shelton DW, Joy ED. Complicações após a remoção de terceiros molares impactados: o papel da experiência do cirurgião. Journal of oral and maxillofacial surgery. 1986 Nov 1;44(11):855-59.

9) Feinmann C, Ong M, Harvey W, Harris M. Psychological factors influencing post-operative pain and analgesic consumption (Factores psicológicos que influenciam a dor pós-operatória e o consumo de analgésicos). British Journal of Oral and Maxillofacial Surgery. 1987 Aug 1;25(4):285-92.

10) Oikarinen K. Dor pós-operatória após cirurgia do terceiro molar inferior. Ata Odontologica Scandinavica. 1991 Jan 1;49(1):7-13

11) Raffa Rb, Friderichs E, Reimann W, Shank Rp, Codd Ee, Vaught Jl, Jacoby Hi, Selve N. Between The Enantiomers Of Tramadol.

12) Pang WW, Huang S, Tung CC, Huang MH. Analgesia controlada pelo paciente com tramadol versus tramadol mais salicilato de lisina acetil. Anesthesia & Analgesia. 2000 Nov 1;91(5):1226-9.

13) Fricke Jr JR, Karim R, Jordan D, Rosenthal N. A double-blind, single-dose comparison of the analgesic efficacy of tramadol/acetaminophen combination tablets, hydrocodone/acetaminophen combination tablets, and placebo after oral surgery. Clinical

therapeutics. 2002 Jun 1;24(6):953-68.

14) Hartrick CT. Tapentadol de libertação imediata para o alívio da dor aguda moderada a grave. Opinião de peritos em farmacoterapia. 1 de julho de 2004;6(14):2634-2640

15) Ong CK, Lirk P, Tan JM, Sow BW. The analgesic efficacy of intravenous versus oral tramadol for preventing postperative pain after third molar surgery. Jornal de cirurgia oral e maxilofacial. 2005 Aug 1;63(8):1162-8.

16) Kleinert R, Lange C, Steup A, Black P, Goldberg J, Desjardins P. Eficácia analgésica de dose única de tapentadol na dor dentária pós-cirúrgica: resultados de um estudo aleatório, em dupla ocultação, controlado por placebo. Anesthesia & Analgesia. 2008 Dec 1;107(6):2048-55

17) Shaik MM, Kumar J, Mobina S, Satyanarayana N, Sunitha P. Comparative study of tramadol and ketorolac in the pain management of third molar tooth extraction. Jornal da Faculdade de Ciências Médicas-Nepal. 2010;6(1):35-43.

18) Simone JL, Jorge WA, Horliana AC, Canaval TG, Tortamano IP. Análise comparativa do efeito analgésico preventivo da dexametasona e do diclofenaco após cirurgia de terceiros molares. Brazilian oral research. 2013 Jun;27(3):266-71.

19) Gopalraju P, Lalitha RM, Prasad K, Ranganath K. Estudo comparativo de Tramadol intravenoso versus Ketorolac para prevenção de dor pós-operatória após cirurgia de terceiros molares - Um estudo prospetivo randomizado. Jornal de Cirurgia Cranio-Maxilo-Facial. 2014 Jul 1;42(5):629-33.

20) Perez-Urizar J, Martínez-Rider R, Torres-Roque I, Garrocho-Rangel A, Pozos-Guillen A. Analgesic efficacy of lysine clonixinate plus tramadol versus tramadol in multiple doses following impacted third molar surgery. Revista internacional de cirurgia oral e maxilofacial. 2014 Mar 1;43(3):348-54.

21) József Szalma. Lesões do nervo alveolar inferior e terceiros molares inferiores impactados: a importância da terceira dimensão. Edorium J Surg 2015; 2:12-15.

22) Shah D, Shah S, Mahajan A, Shah N, Sanghvi D, Shah R. A comparative clinical evaluation of analgesic efficacy of tapentadol and ketorolac in mandibular third molar surgery. Revista nacional de cirurgia maxilofacial. 2017 Jan;8(1):12.

23) Wang X, Narayan SW, Penm J, Patanwala AE. Eficácia e segurança do tapentadol de libertação imediata para a dor aguda: uma revisão sistemática e meta-análise. O jornal clínico da dor. 2020 maio 16;36(5):399-409.

24) Ong CK, Seymour RA. Patogénese da dor pós-operatória de cirurgia oral. Anesthesia progress. 2003;50(1):5.

25) Da Costa Araújo FA, de Santana Santos T, de Morais HH, Laureano Filho JR, e Silva ED, Vasconcellos RJ. Análise comparativa do efeito analgésico preemptivo do cloridrato de tramadol e da nimesulida após cirurgia de terceiros molares. Journal of Cranio-Maxillofacial Surgery. 2012 Dec 1;40(8):e346-9.

26) Shaik MM, Kumar J, Mobina S, Satyanarayana N, Sunitha P. Comparative study of tramadol and ketorolac in the pain management of third molar tooth extraction. Jornal da Faculdade de Ciências Médicas-Nepal. 2010;6(1):35-43.

27) Kleinert R, Lange C, Steup A, Black P, Goldberg J, Desjardins P. Eficácia analgésica de dose única de tapentadol na dor dentária pós-cirúrgica: resultados de um estudo aleatório, em dupla ocultação, controlado por placebo. Anesthesia & Analgesia. 2008 Dec 1;107(6):2048-55.

28) Fricke JR Jr, Karim R, Jordan D, Rosenthal N. A double-blind, single-dose comparison of the analgesic efficacy of tramadol/ acetaminophen combination tablets, hydrocodone/ acetaminophen combination tablets, and placebo after oral surgery. ClinTher. 2002 Jun;24(6):953-68.

29) Pedersen A. Inter-relação das queixas após a remoção de terceiros molares inferiores impactados. Revista internacional de cirurgia oral. 1985 Jun 1;14(3):241-4.

30) Oikarinen K. Dor pós-operatória após cirurgia do terceiro molar inferior. Ata Odontologica Scandinavica. 1991 Jan 1;49(1):7-13.

31) Hartrick CT. Tapentadol de libertação imediata para o alívio da dor aguda moderada a grave. Parecer de peritos em farmacoterapia. 2009 Nov 1;10(16):2687-96.

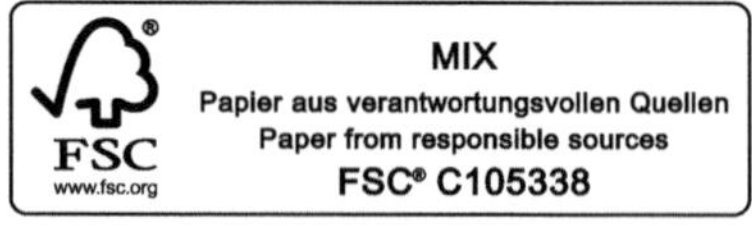

Printed by Books on Demand GmbH, Norderstedt / Germany